LE

SERVICE DE SANTÉ

DES ARMÉES AMÉRICAINES

PENDANT LA GUERRE DES ÉTATS-UNIS

1861 A 1866

PAR

M. L. LEGOUEST,

Médecin principal de l'armée,

Professeur de clinique chirurgicale à l'École impériale du Val-de-Grâce.

PARIS

J.-B. BAILLIÈRE ET FILS

LIBRAIRES DE L'ACADÉMIE IMPÉRIALE DE MÉDECINE,

Rue Hautefeuille, 19.

1866

LE
SERVICE DE SANTÉ
DES ARMÉES AMÉRICAINES
PENDANT LA GUERRE DES ÉTATS-UNIS
1861 A 1866

PAR

M. L. LEGOUEST,

Médecin principal de l'armée,
Professeur de clinique chirurgicale à l'École impériale du Val-de-Grâce.

PARIS

J.-B. BAILLIÈRE ET FILS

LIBRAIRES DE L'ACADÉMIE IMPÉRIALE DE MÉDECINE,

Rue Hautefeuille, 19

1866

TRAVAUX DU MÊME AUTEUR.

Traité de chirurgie d'armée. Paris, 1863. 1 fort vol. in-8 de 1000 pages, avec 128 figures.

Observation d'épanchement purulent de la plèvre, opération de l'empyème, injection iodée. Guérison. (*Recueil de mémoires de médecine, de chirurgie et de pharmacie militaires*, 2e série, 1850, t. VI, p. 13.)

Mémoire sur la désarticulation coxo-fémorale, au point de vue de la chirurgie d'armée, 1855. (*Mémoires de la Société de chirurgie*, t. V, p. 157.)

Mémoire sur les congélations observées à Constantinople pendant l'hiver de 1854-1855. (*Revue médico-chirurgicale de Paris*, t. XVIII, p. 270 et 335.)

Mémoire sur les amputations partielles du pied et de la partie inférieure de la jambe, lu à l'Académie de médecine, séance du 5 août 1856. (*Recueil de mémoires de médecine, de chirurgie et de pharmacie militaires*, 2e série, 1856, t. XVII, p. 316.)

Des kystes synoviaux de la main et du poignet, thèse de concours pour l'agrégation à la Faculté de médecine. Paris, 1857.

La chirurgie militaire contemporaine. (*Archives générales de médecine*, 1859, t. XII, p. 78, 201 et 462.)

Mémoire sur les fractures du calcanéum par écrasement. (*Archives générales de médecine*, 1860, t. XVI, p. 148, avec figures.)

Éloge historique de M. Bégin, ancien président du Conseil de santé des armées, lu dans la séance anuelle de la Société de chirurgie, le 9 janvier 1861.)

Observations de chirurgie. (*Mémoires de l'Académie impériale de médecine*. Paris, 1865, t. XXVII.)

Communications diverses à la Société de chirurgie. (*Bulletin de la Société de chirurgie*, 1855 et années suivantes, *passim*.)

Pari . — Imj imerie de E Martinet, rue Mignon, 2

LE

SERVICE DE SANTÉ

DES ARMÉES AMÉRICAINES

PENDANT LA GUERRE DES ÉTATS-UNIS

1861 A 1865

« Dans les guerres passagères, la plupart des exemples sont perdus; la paix donne d'autres idées, et l'on oublie ses fautes et ses vertus mêmes. » (MONTESQUIEU.)

Au moment où la guerre vient encore d'éclater en Europe, il y a quelque intérêt, et peut-être quelque utilité à faire connaître les résultats obtenus par le service de santé des armées dans le Nouveau-Monde pendant la *Rébellion* (1), c'est la qualification officielle donnée par le gouvernement de Washington à la lutte engagée entre les États-Unis d'Amérique, lutte qui ne dura pas moins de quatre années, et mit sur pied des centaines de mille hommes. Sans doute, l'exposition des procédés scientifiques et administratifs suivis par une nation jeune et inexpérimentée, mais douée d'un esprit vigoureux et pratique, pour assurer la santé de ses troupes en campagne, ne peut manquer de fixer l'attention des hommes familiarisés avec les errements tradition-

(1) *Reports on the extent and nature of the materials available for the preparation of a medical and surgical history of the Rebellion.* — *Circular* n° 6. — *War department. Surgeon general's office.* Washington, november 1, 1865.

nels des vieux peuples européens et habitués à les considérer comme le dernier degré de la perfection en pareille matière, surtout lorsqu'en regard de ces procédés inusités apparaissent des résultats qui ne le sont pas moins.

I. — Les États-Unis d'Amérique ont conçu le service de santé militaire d'une tout autre manière que la plupart des États de l'Europe, malgré les nombreux documents administratifs qu'ils avaient puisés chez ces derniers. Les médecins y sont les chefs directs et absolus d'un service pour lequel ils sont seuls reconnus compétents, et dont la responsabilité leur incombe; la disposition du personnel médico-chirurgical et du personnel administratif, l'organisation et la direction des hôpitaux et ambulances appartiennent, dans tous les degrés de la hiérarchie médicale, aux médecins seuls, qui tous obéissent aux ordres d'un chirurgien général.

Mais l'organisation du corps de santé militaire des États-Unis ne doit pas être développée ici; le seul point qu'il importe d'en faire ressortir, c'est l'autorité absolue des médecins, même en présence du commandement, sur toutes les parties du service hospitalier, du service des ambulances et du service sanitaire des régiments, parce que l'opinion publique est disposée à y voir la principale cause des heureux résultats obtenus par nos confrères de l'Union.

Le personnel médical s'est élevé, pendant la guerre, au nombre de 6057 médecins ou chirurgiens, dont la moitié environ se composait de volontaires, et, chose remarquable, la pénurie de médecins ne s'est fait sentir nulle part. On a d'autant plus lieu d'être étonné du chiffre élevé atteint par le personnel médical, qu'au moment où la guerre éclata, il n'existait qu'un petit nombre de médecins militaires attachés à quelques milliers d'hommes épars dans l'Orégon, la Californie et le Mexique. Non-seulement les médecins militaires étaient en très-petit nombre, mais encore il n'y avait ni approvisionnements, ni matériel d'ambulance ; il n'y avait même pas d'hôpitaux.

Cependant des comités composés de personnes de toute condition et de tout âge, de femmes surtout, s'étaient formés sur tous les points du territoire, dans le but multiple de secourir les malades et blessés de l'armée, de recruter, d'armer et d'approvisionner les troupes. Trente mille comités organisés, 40 millions de francs offerts en dons matériels ou en argent dans l'espace de deux ans, peuvent donner une idée de l'enthousiasme patriotique et charitable qui anima les dames américaines, et qu'elles surent faire partager à la plus grande partie de la population. Un comité central siégeant à Washington et correspondant avec tous les autres comités de la République, demanda à être officiellement reconnu par le gouvernement, et, déjà acclamé par les populations, arracha au président A. Lincoln un décret, en date du 13 juin 1861, le constituant en *Commission sanitaire permanente*, au grand mécontentement des autorités militaires, jalouses du maintien de la discipline qu'elles supposaient compromise.

Une fois reconnue, la Commission envoya ses inspecteurs-médicaux aux armées. Ceux-ci portèrent leurs investigations sur le recrutement, l'hygiène des troupes, la police des camps, l'organisation et l'administration des ambulances et hôpitaux que l'État s'efforçait de créer; ils s'entendirent avec les commandants et les médecins militaires; ils demandèrent au comité de Washington le complément de personnel et d'approvisionnements de toute nature dont leurs enquêtes révélaient le besoin; ils gagnèrent la confiance des officiers et des soldats, et, à peine investis de leurs fonctions, ils osaient tenir au ministre de la guerre ce langage, peu administratif peut-être, mais témoignant de leur fière conscience des services qu'ils avaient rendus :

« Nous voulons simplement donner aux hommes qui com- » battent pour la patrie, les soins auxquels ils ont droit, et » que le pays veut et doit leur assurer. Que le gouverne- » ment agisse avec nous ou s'abstienne, nous sommes fer- » mement résolus de poursuivre notre but *envers et contre* » *tous* ». (1)

Pendant la première année de la guerre, le service médical fut donc plus civil que militaire; depuis cette époque, l'organisation et la direction de ce service furent confiées à l'ancien chirurgien de l'hôpital de Baltimore, William A. Hammond, nommé chirurgien général sur les instances mêmes de la commission sanitaire. Cette dernière, ayant jusqu'alors fonctionné à peu près seule, ne fut plus désormais que l'adjuvant du service militaire régulier. C'est donc sous l'impulsion irrésistible de la commission sanitaire, d'une part, et de l'autre, sous la direction de M. Hammond et de son successeur M. Joseph K. Barnes, que se complétèrent progressivement le personnel, le matériel et les établissements du service médico-chirurgical de l'armée.

Après ce court aperçu des circonstances qui présidèrent à la création du service de santé, il convient d'examiner la composition du personnel et du matériel des ambulances, les moyens de transport employés pour les malades et blessés, enfin l'organisation même des hôpitaux généraux. A une époque où les événements politiques donnaient, comme aujourd'hui, un intérêt particulier d'actualité à l'étude des hôpitaux en campagne, M. Boudin a exposé, dans ce recueil même, le système des ambulances des armées française et anglaise (2). Le système des ambulances

(1) *The Sanitary commission Bulletin*, New-York, 1863-64. — *The United States Sanitary commission, a sketch of its purpose and its work, compiled from documents and private papers.* Boston, 1863.

(2) *Annales d'hygiène publique et de médecine légale*, 2e série, 1855, t. III.

françaises n'a pas été sensiblement modifié depuis 1855, et il peut encore servir de terme de comparaison avec le système des ambulances américaines. Dans celui-ci, le service de santé fut institué sur le pied d'un hôpital indépendant et d'une ambulance pour une division de trois brigades. Le personnel de chaque hôpital divisionnaire comprit :

Chirurgien en chef	1
Chirurgien-adjoint, surveillant du service	1
Chirurgien-adjoint archiviste (statistiques)	1
Chirurgiens opérateurs	3
Aides-chirurgiens	3
Total	9

Infirmiers et infirmières en nombre correspondant aux besoins.

L'ambulance mobile de la division était commandée par un premier lieutenant, assisté d'un second lieutenant de chaque brigade. Les hommes destinés au service de l'ambulance comptaient un sergent et trois soldats de chaque régiment, plus un soldat pour chaque voiture. Le nombre de voitures était de trois par régiment, escadron ou batterie, c'est-à-dire une voiture de médicaments pour une brigade, et deux ou un plus grand nombre de voitures-ambulances ou de transport. Comme on peut le voir, l'effectif des servants est variable; il s'élève ou s'abaisse avec le nombre de régiments que l'ambulance est appelée à secourir, comme le nombre des voitures elles-mêmes.

L'hôpital et l'ambulance mobile étaient placés sous le contrôle du chirurgien en chef de la division. Cependant, les hôpitaux divisionnaires, habituellement mis à l'abri du feu de l'artillerie par leur éloignement du lieu du combat, furent quelquefois réunis au nombre de trois et plus, sous les ordres d'un médecin-directeur, assisté par un inspecteur, un garde-magasin, un commissaire et un officier chef d'ambulance.

Quant aux hôpitaux généraux, ils étaient dirigés et commandés par des médecins, brevetés ou volontaires, et desservis par des aides-chirurgiens et des médecins des corps de réserve.

Cette répartition du personnel médical est parfaitement logique : aux ambulances, aux hôpitaux divisionnaires qui reçoivent surtout des blessés ou des malades atteints d'affections aiguës, *des chirurgiens* seulement ; à une réunion d'hôpitaux divisionnaires formant une notable agglomération de malades, un *médecin-directeur*, disposant d'un inspecteur pour se faire rendre compte des choses qu'il ne peut voir par lui-même, d'un garde-magasin et d'un commissaire pour assurer les approvisionnements et tenir les comptes, d'un officier chef d'ambulance pour faire exécuter les ordres de transport ou d'évacuation de malades et blessés sur les hôpitaux généraux ; aux hôpitaux généraux, enfin, un nombreux personnel, plus médical que chirurgical, breveté, volontaire ou requis, parce que là sont reçues les maladies internes présentant un certain caractère de durée ou passées à l'état chronique, les maladies épidémiques si fréquentes aux armées ; là se fait la chirurgie consécutive des blessures de guerre, moins active et moins pressante que la chirurgie du champ de bataille.

Il serait à désirer que la répartition du personnel médical fût toujours faite avec une entente aussi juste de l'efficace distribution des ressources qu'il présente et des besoins du service dont il est chargé. Seul, un chirurgien général, connaissant les aptitudes de ses collaborateurs et sachant les appliquer, sûr de ce qu'il peut demander aux uns et attendre des autres, répartira judicieusement le personnel sous ses ordres et le mettra fructueusement en action.

Les médecins non employés aux hôpitaux de campagne

accompagnèrent les régiments auxquels ils appartenaient et établirent des dépôts de secours provisoires aussi près que possible de la ligne du combat. Dire que trente-six d'entre eux furent tués ou succombèrent aux suites de leurs blessures, c'est rendre hommage, une fois de plus, au zèle et au dévouement avec lesquels les médecins de tous les pays accomplissent leur périlleux devoir.

Chaque chirurgien de régiment était accompagné, pendant l'action, d'une ordonnance portant dans un sac les objets de pansement et les médicaments de première nécessité. Les approvisionnements de chirurgie pour chaque régiment, d'abord considérables, furent successivement réduits : transportés dans des coffres sur des voitures du train, ils demeuraient souvent inaccessibles, alors qu'ils étaient le plus nécessaires ; portés dans des paniers par des bêtes de somme, ils étaient trop pesants. A mesure qu'on réduisit les approvisionnements régimentaires, on augmenta les approvisionnements des brigades, toujours tenus au complet et fournissant aux besoins des corps de troupe. C'est la meilleure manière d'assurer la promptitude des premiers secours : aussi, depuis la bataille de Frédériksburg, on ne cite pas un combat pendant lequel un seul blessé soit resté plus de deux heures sans assistance sur le champ de bataille.

Après chaque engagement, les blessés furent transportés aussi vite que possible des dépôts provisoires de secours, des ambulances mobiles ou des hôpitaux divisionnaires, dans les hôpitaux généraux.

Le passage rapide des blessés et malades des ambulances et hôpitaux de première ligne, dans les hôpitaux situés plus en arrière, est un grand principe toujours recommandé, toujours admis : il n'est pas toujours praticable, faute de moyens de transport suffisants ; il est souvent funeste aux blessés gravement atteints ou ayant subi quelque grande opération. Mais les règles de l'art militaire prescrivant aux capitaines d'alléger le plus possible les derrières de leurs armées, il faut se plier aux dures nécessités de la guerre et évacuer sur les établissements de seconde et de troisième ligne tous les malades et blessés qui peuvent être transportés sans danger pour leur vie.

Le premier transport qu'aient à supporter les blessés, c'est celui du champ de bataille à l'ambulance. Les Américains n'ont pas résolu le difficile problème de régulariser l'enlèvement des blessés du champ de bataille : c'est habituellement par les musiciens des régiments que les hommes incapables de marcher ont été transportés sur des brancards immédiatement en arrière du feu. Comme partout, cette importante partie du service a été abandonnée au hasard et, n'étant pas organisée, est restée défectueuse.

Il est regrettable que les brancards à roues, qui paraissent avoir été avantageusement employés par la Prusse, dans sa dernière guerre avec le Danemark, aient été introduits trop tard dans les ambulances américaines, pour que l'on puisse en apprécier l'utilité pratique. Dans une guerre aussi longue que celle des États-Unis, la vaste expérience qui eût été faite de ce moyen de transport, rappelant les brouettes dont se servit Larrey après la bataille de Dresde, eût permis d'en définir les applications.

Le transport des blessés à dos de mulet, sur les cacolets et les litières, ne paraît pas avoir été très-apprécié : la nature du terrain où se passaient les opérations de la guerre en fournit peut-être la raison.

Quoi qu'il en soit, l'esprit inventif des chirurgiens d'Amérique ne s'est point exercé sur ces engins d'ambulance, et a reporté une partie de son activité sur la construction et l'aménagement de voitures dites *Ambulances*, destinées au transport des blessés, du champ de bataille aux établissements hospitaliers. Le général Rosencrans lui-même n'a pas dédaigné de s'occuper de cette partie du matériel et d'attacher son nom à une excellente voiture-ambulance. Réunissant la solidité à la légèreté, la voiture Rosencrans devint bientôt d'un usage général : elle est traînée par deux chevaux seulement et transporte *dix* ou *onze* personnes assises, ou *deux* ou *trois* assises et *deux* couchées. Depuis la fin de la guerre, une voiture meilleure encore, construite d'après les dessins du major-général Rucker, est devenue réglementaire dans l'armée des États-Unis. En général, les voitures mises en usage ou à l'essai sont construites d'après les principes qui président à la construction des *tapissières*, c'est-à-dire ouvertes de tous côtés, et, lorsqu'il y a lieu, fermées par des rideaux en cuir; elles sont parfaitement suspendues, munies de freins, pourvues de brancards, d'eau, de quelques ressources chirurgicales et alimentaires, et conduites par un seul homme monté sur la voiture dans le compartiment antérieur. C'est là surtout que réside la supériorité des moyens de transport des blessés américains sur les moyens dont on dispose en Europe, supériorité qui ne serait pas de longue durée si la France venait à adopter le modèle de voiture présenté actuellement par le directeur des parcs de construction de Vernon.

Des wagons-hôpitaux pour chemins de fer furent expressément construits et aménagés pour le transport des blessés : ils étaient garnis de cadres mobiles ou de brancards-couchettes; un wagon, dans chaque train, était affecté à la cuisine et aux approvisionnements de bouche. Pendant le siége et les opérations militaires de Pétersbourg, les malades et les blessés furent transportés sur les voies de fer, depuis les tranchées de la place jusqu'à l'avenue centrale du grand hôpital général de City-Point, et déposés à la porte des salles qui devaient les recevoir.

Lorsque la base des opérations militaires touchait la mer ou de grands cours d'eau, les malades et blessés furent placés sur des navires-hôpitaux. Ces bâtiments couvraient l'Atlantique, le Mississipi et ses affluents, d'une grande et véritable flotte. On utilisa d'abord les bateaux affectés aux voyageurs ordinaires; mais plus tard on construisit spécialement des navires appropriés au transport des malades. L'un de ces hôpitaux-flottants les mieux disposés est un steamer jaugeant 400 tonneaux et pourvu de 477 lits : il est sorti des bassins de New-York; aménagé à l'intérieur sous la surveillance du chirurgien Hoff, des volontaires de l'Union, il peut servir de modèle à ce genre de constructions (1).

Les documents relatifs à la construction, à l'organisation et à l'administration des hôpitaux sont extrêmement riches et complets. Ils se composent de nombreux projets et rapports sur ce sujet (2), des plans et descriptions des principaux hôpitaux organisés pendant la guerre, le tout fourni par les chirurgiens chefs de service au chirurgien général, ou par les inspecteurs médicaux au médecin inspecteur général.

L'histoire complète du système hospitalier américain, tant au point de vue des constructions que de l'organisation, offre de précieux enseignements pour les guerres à venir et éclaire d'un nouveau jour le système hospitalier des populations civiles.

Les bâtiments, convertis en hôpitaux au début de la guerre et quelquefois pendant son cours, avaient été construits pour d'autres destinations; c'étaient des édifices publics, écoles, églises, hôtels, magasins, factoreries, etc. Mais des pavillons en bois leur furent graduellement substitués, et formaient, vers la fin de la campagne, la majorité

(1) Voy. *Hôpitaux flottants et wagons-ambulances aux États-Unis* (*Ann. d'hyg.*, 1865, 2e série, t. XXIV, p. 201).

(2) W. Hammond, *A Treatise on Hygiene with special reference to the Military service*. Philadelphie, 1863.

des hôpitaux généraux. Il y a dans ce fait le principe d'une salutaire révolution dans le système hospitalier des armées en campagne et même en temps de paix, dont il est juste de revendiquer la priorité pour l'ancien directeur du service de santé de notre armée d'Orient, M. Michel Lévy, qui, dès 1854, à Varna comme en Crimée, à Constantinople comme à Gallipoli, a sollicité et suggéré les constructions hospitalières en baraques et sous forme de pavillons parallèles; c'est son initiative qui a couvert la rive droite du Bosphore de nombreux hôpitaux-baraques et préparé des abris salubres pour des milliers de malades et de blessés évacués de la Crimée. Les Américains ont parfaitement connu et apprécié ces exemples, et par un entraînement que leur propre expérience a justifié, ils n'ont pas tardé à généraliser les applications du principe des hôpitaux en baraques-pavillons, principe qui n'est autre, au fond, que celui de la dissémination des malades ou au moins de l'atténuation de toutes les influences d'encombrement, d'infection et de contagion.

Les nécessités du service et la pratique apportèrent aux premières constructions de nombreuses modifications; et, pendant l'été de 1864, un ordre circulaire ministériel prescrivit l'uniformité de ces établissements sur quelques points essentiels, et insista sur l'obligation faite aux officiers chargés de la construction des hôpitaux, de n'affecter aucun bâtiment au service hospitalier sans l'approbation d'un inspecteur médical, et de n'en élever aucun sans en avoir soumis les plans à l'approbation du chirurgien général. Ces instructions, empreintes d'un caractère d'utilité éminemment pratique, ne sont pas restées à l'état de lettre-morte, comme on pourra s'en convaincre.

Les principes qui dominent tous les plans donnés pour la construction des hôpitaux, consistent : 1° à isoler chaque bâtiment, chaque pavillon-baraque, qu'il soit destiné au logement des malades, des médecins, des employés et des gens de service, ou aux bureaux, magasins, salles à manger et cuisines, buanderie, corps de garde, écuries, etc.; 2° à relier les divers locaux, qui pour le bien et l'exécution du service doivent communiquer entre eux, par des galeries couvertes d'une toiture sans bas-côtés; 3° à espacer les bâtiments de dix mètres au moins et à les disposer de façon que l'un ne nuise pas à la ventilation de l'autre; 4° enfin à orienter dans la direction du nord au sud, le grand axe des salles de malades dont les façades sont exposées ainsi à l'est et à l'ouest.

Des dispositions variées ont été données aux hôpitaux : dans les uns, la moitié des pavillons rangés parallèlement les uns derrière les autres, s'ouvre perpendiculairement sur une longue galerie; l'autre moitié est disposée symétriquement, et les deux parties sont reliées par un bâtiment central destiné à l'administration; dans les autres, et le nombre en est assez grand, les pavillons sont disposés en rayons s'appuyant par leur extrémité centrale sur une galerie circulaire ou elliptique qui les met en communication les uns avec les autres et avec les bâtiments d'exploitation; placés au centre; enfin, dans d'autres encore, les pavillons sont échelonnés sur une galerie qui forme les deux côtés d'un triangle dont le sommet est occupé par le bâtiment de l'administration, la base par des tentes destinées à des malades ou à des troupes de service, et l'aire par les bâtiments d'exploitation. Les premiers plans dont il est question sont connus depuis longtemps; le dernier est tout à fait nouveau. L'ordre circulaire, sans en arrêter définitivement aucun, les caractères et les dimensions du terrain dont on dispose pouvant varier, recommande ce plan nouveau, sur lequel a été construit l'hôpital Lincoln, à Washington, d'après les données fournies par M. J.-C. Kee, lieutenant-colonel, chirurgien des États-Unis. Commencé dans les derniers mois de l'année 1862, cet établissement fut occupé le 1er janvier 1863.

Chaque pavillon de malades contient une salle de 60 lits, et deux petites salles à chacune de ses extrémités; l'une est destinée à la supérieure des infirmières, l'autre au dépôt du linge, des médicaments et des objets de pansements nécessaires aux premiers besoins; la troisième est une salle de bains, la dernière un cabinet d'aisances. Les latrines sont toujours placées à l'extrémité excentrique des salles et munies de tonneaux qui sont vidés et chaulés toutes les nuits.

La construction de ces pavillons mérite qu'on s'y arrête quelques instants : ils sont faits en planches non rabotées, imbriquées les unes sur les autres, et couverts de toits également en planches et revêtus de papier goudronné. Le plancher est en bois et élevé de deux pieds environ au-dessus du sol : les parois sont blanchies à la chaux; de plus, elles sont revêtues à l'intérieur d'une couche de plâtre partant du plancher jusqu'à la hauteur de 8 pieds.

Les salles de malades ont 187 pieds de long sur 24 de large; 16 pieds de haut jusqu'à l'origine du toit, et 20 pieds jusqu'au sommet de celui-ci. Elles sont percées de 34 fenêtres vis-à-vis les unes des autres, et de 4 portes, une à chaque bout, et deux au milieu, l'une en face de l'autre. De chaque côté sont disposés 30 lits, deux entre chaque fenêtre avec une seule chaise et une seule table de nuit. Il reste une allée de onze pieds de large entre les deux rangées de lit. Quand une salle est pleine et contient 60 malades, il y a pour chacun d'eux 70 pieds carrés de surface et 1450 pieds cubes d'air.

Mieux avisés qu'un certain nombre d'administrations, soit publiques, soit hospitalières, les chirurgiens américains ont appliqué à leurs salles de malades les moyens de ventilation les plus connus, les plus simples et les plus efficaces : ils ont pris l'air pur à l'extérieur par le bas de la salle, ils se sont débarrassés de l'air échauffé et contaminé par la partie supérieure, comme l'a conseillé Péclet. A cet effet, d'une part, quatre larges ouvertures, garnies d'un grillage solide, sont percées à distance régulière dans le plancher de la salle et communiquent au-dessous de lui avec l'air extérieur, par des tuyaux en bois ; de l'autre, le faîte de la toiture est ouvert en ventilateur sur toute la longueur du bâtiment. Par cette disposition on obtient une abondante provision d'air frais pendant la saison chaude et les températures moyennes, même lorsque les portes et les fenêtres sont fermées. En hiver, le faîte de la toiture est clos, et la ventilation se fait par des manches à air, à l'aide des moyens de chauffage employés. Dans chaque salle sont quatre poêles en fonte chauffés au charbon; chacun d'eux est entouré d'une chemise de zinc ou de tôle de fer, et placé au-dessus d'une chambre à air frais communiquant avec l'extérieur. A huit pieds du poêle, dans l'axe longitudinal de la salle, est une manche ou tuyau carré en bois, de 18 pouces de côté, descendant du toit jusqu'aux fermes, à travers lequel est dirigé le tuyau du poêle même, qui y détermine un tirage considérable de l'intérieur à l'extérieur.

Du côté interne des deux ailes de l'hôpital, et sur toute leur longueur, règne un corridor ou promenoir couvert, par où les malades qui peuvent se lever, vont prendre leurs repas dans des salles à manger, et dans lequel un chemin de fer porte à ceux qui ne quittent pas leur lit, les aliments renfermés dans des boîtes garnies de réchauds, depuis la cuisine jusque dans les salles. Ce sont là des améliorations encore bien loin d'être réalisées dans le plus grand nombre des hôpitaux européens. Les réfectoires, construits comme les pavillons-baraques et communiquant directement avec les cuisines, sont assez grands pour recevoir un nombre de convives égal aux deux tiers de celui des lits que comporte l'hôpital.

Il est à peine nécessaire de dire que le travail manuel a été remplacé par le travail mécanique, partout où il a pu l'être avantageusement : une machine à vapeur alimente d'eau chaude et d'eau froide toutes les parties des établissements; elle est appliquée au service de la buanderie pour le lavage, le séchage et le repassage du linge, au service de la cuisine pour la cuisson d'une partie des aliments, au service des bains, des pompes à incendie, etc.

La libéralité qui a présidé à l'installation des bâtiments destinés à l'administration et à l'exploitation, est très-remarquable; le bâtiment de l'administration, possédant seul un rez-de-chaussée et un étage, les réfectoires, la cuisine, la buanderie, le logement des employés et gens de service, celui des sœurs, le logement des médecins, le local de la machine à vapeur, le magasin des vivres, le magasin de charbon, la cantine, la chapelle, la chambre des morts, les écuries, n'ont pas nécessité moins de vingt pavillons isolés; et parmi tant de choses à signaler, il en est une qui mérite tout particulièrement de l'être, c'est l'installation de la pharmacie, desservant un hôpital de 12 à 1500 malades, et celle de ses magasins dans un espace de 25 mètres carrés environ. Quel pharmacien militaire de notre hémisphère se laisserait mettre aussi à l'étroit!

Si les principes émis sur la construction des hôpitaux par la circulaire ministérielle de l'Union, sont d'une ampleur inusitée, leur application dépasse encore tout ce que les prévisions des administrateurs du vieux continent auraient pu concevoir. Jamais, en effet, dans l'histoire des nations, on n'a vu fonder en si peu de temps un aussi vaste ensemble d'hôpitaux. En septembre 1864, époque où cet ensemble atteignit à son maximum de développement, l'armée des États-Unis avait 202 hôpitaux généraux, pourvus de 136 894 lits, et répartis de la manière suivante : 93 hôpitaux dans la région de l'Atlantique avec 78 560 lits; 107 hôpitaux dans la région du centre, avec 58 266 lits; 2 hôpitaux dans la région du Pacifique avec 68 lits.

Dans ces hôpitaux, se trouvaient quelques établissements d'une contenance que l'on n'admet plus en Europe, même en temps de guerre; mais la plupart étaient d'une faible contenance : ainsi l'hôpital général U.S. Fort-Monroë comptait 3750 lits; l'hôpital Satterlee, à Philadelphie, 3509 lits; l'hôpital Morver, à Philadelphie, 3326 lits; l'hôpital David's-Island, à New-York Harbor, 3000 lits; dix hôpitaux contenaient de 2000 à 3000 lits; six, de 1500 à 2000; trente, de 1000 à 1500; trente-sept, de 500 à 1000. La contenance des autres variait de 100 à 500 lits; treize étaient au-dessous de 100 lits, et, sur ce nombre, quelques-uns affectés à des officiers n'avaient que 50, 30 ou 20 lits, tels que ceux de Beaufort, de Cincinnati et de Louisville. Il résulte de ce relevé que le quart des hôpitaux généraux étaient d'une contenance supérieure à 1500 lits; que le cinquième de ces établissements pouvait contenir de 1000 à 1500 malades; que, dans plus de la moitié, enfin, le chiffre des lits restait au-dessous de 500. Il est bon de rappeler que la majorité de ces hôpitaux étaient des hôpitaux neufs, en pavillons-baraques, créés de toutes pièces par le gouvernement seul ou avec le concours de la commission sanitaire.

L'installation des troupes américaines au bivouac, au camp et sous la tente, n'a rien ajouté à l'expérience acquise sur ce sujet par les armées européennes, et notamment par les armées alliées pendant la guerre de Crimée.

Le régime alimentaire du soldat de l'Union, valide ou malade, est tellement supérieur à celui du soldat des autres armées, à l'exception peut-être du soldat anglais, qu'il mérite d'être signalé; il doit, sans aucun doute, être considéré comme un des éléments principaux du maintien du bon état sanitaire des troupes des États-Unis. Voici de quoi se compose une soupe au bœuf pour 50 hommes : bœuf coupé en morceaux de quatre ou cinq livres, 35 livres; légumes frais ou desséchés, 3 livres; riz, 4 livres; farine, sucre et sel, de chaque 3/4; eau, 8 gallons. Une soupe aux haricots pour 50 hommes, contient : haricots, 4 quarts; lard ou porc, 15 livres; oignons, 3; eau 8 gallons (1).

D'après M. Hammond (2), la ration du soldat se compose : de pain ou farine de froment, 692 grammes; de bœuf frais ou salé, 625 grammes, ou de porc salé ou fumé, 375 grammes; de pommes de terre, 500 grammes, alternant avec du riz, 56 grammes; de café, 56 grammes, ou de thé, 2 grammes; de sucre, 96 grammes. Il faut ajouter à ces vivres des distributions complémentaires de condiments et d'épices, tels que sel, poivre, vinaigre, etc.

La composition du régime hospitalier, d'après les documents fournis par le même auteur, présente une abondance et une variété que ne saurait prévoir, accorder et assurer une administration européenne purement militaire, dans quelque circonstance que ce soit; c'est encore à l'assistance civile, représentée par la Commission sanitaire, que la plupart des hôpitaux ont dû l'abondance, la variété et la fraîcheur de leurs approvisionnements en vivres. Aussi, à côté du tarif alimentaire réglementaire accordant trois repas par jour, composés d'une manière analogue à ceux des hôpitaux français, mais plus copieux, voit-on prescrire un nombre considérable de régimes accessoires comprenant tous les aliments et toutes les boissons que comportent le luxe de table ou le caprice.

Il ne faut cependant pas se faire illusion sur ces quasi-fastueuses prestations. Si large que soit la ration du soldat valide ou malade, chacun sait qu'elle n'est pas toujours intégralement délivrée en campagne, où les événements dé-

(1) Franck Hastings Hamilton, *A Treatise on Military surgery and Hygiene*. New-York, 1865.

(2) *Loc. cit.*

passent toujours les prévisions : il est probable qu'il en a été des distributions régulières de vivres, en Amérique, comme il en est partout, et que si les troupes de l'Union ont été particulièrement bien approvisionnées et bien nourries, c'est par l'intervention de la Commission sanitaire.

Cette institution, depuis sa fondation jusqu'au 1er mars 1864, a recueilli par la voie des contributions volontaires, individuelles ou collectives, par les votes des municipalités, par les loteries, les ventes et tous les procédés d'*exhibition* et de *great attraction* que savent si bien employer les Américains et qu'ils ne pouvaient mettre en œuvre dans de meilleures circonstances, la somme de 212 millions de dollars, soit près de 1 milliard 150 millions de francs (1). Disposant de pareilles ressources, la Commission n'a cessé de fonctionner latéralement au service de santé militaire, et non-seulement elle a pu subvenir aux besoins du service hospitalier, mais encore aux besoins pressants de corps d'armée même ; de plus, elle a fait construire à Baltimore, à Washington, à Cincinnati, à Nashville, à Memphis, à la Nouvelle-Orléans et dans toutes les grandes villes d'étape ou de séjour, de vastes caravansérails où, vers la fin de l'année 1863, elle avait déjà distribué 1 200 000 rations aux recrues rejoignant leurs corps, aux militaires congédiés ou à leurs parents, qu'elle logeait et autorisait à se reposer chez elle pendant deux ou trois jours; enfin elle s'est mise à la disposition du gouvernement pour l'aider dans le licenciement des troupes, en facilitant aux soldats le passage de la vie militaire à la vie civile par l'occupation immédiate de leurs bras ou de leur intelligence, en assurant aux invalides une pension qui leur permette de vivre dans leur famille sans lui être à charge.

(1) Marcellus Hartley, *The Philanthropic results of the war in America*, New-York, 1864.

Tel est, en résumé, l'ensemble des moyens qui ont été employés par le peuple et par le gouvernement des États-Unis d'Amérique, pour assurer la santé de ses troupes en campagne. Voici les résultats qu'ils ont obtenus.

II, — Les pertes éprouvées par les armées en campagne sont de deux sortes : les unes, glorieuses et retentissantes, dues au feu de l'ennemi, les autres, silencieuses mais toujours beaucoup plus considérables que les premières, causées par les maladies nées sous l'influence de la vie des camps, des privations et des fatigues de la guerre. Toutes les nations qui entretiennent des armées permanentes entretiennent aussi, avec une sollicitude égale au cas qu'elles font de la vie de leurs soldats, un corps de médecins et de chirurgiens militaires spécialement exercés à la pratique de la chirurgie en campagne et versés dans l'étude de la prophylaxie et du traitement des maladies et des épidémies des armées.

Au commencement de la guerre de la *sécession*, les États-Unis n'ayant pas d'armée proprement dite, n'avaient pas de médecins munis de connaissances suffisamment étendues et applicables aux événements qu'ils allaient traverser. Dans ces conditions, la Commission sanitaire fit rédiger par l'élite de ses médecins dix-sept instructions-circulaires médicales, hygiéniques et chirurgicales, pour servir de guides à la pratique des médecins et des chirurgiens soit volontaires, soit brevetés, chez qui le patriotisme ne pouvait tenir lieu de science et d'expérience. Ces instructions-circulaires, imprimées aux frais de la Commission, furent tirées à un nombre d'exemplaires assez grand pour être distribuées, non-seulement à tous les médecins et chirurgiens, mais encore aux infirmiers, aux officiers, sous-officiers, et quelquefois aux soldats des régiments. M. William A. Hammond a réuni en un volume formant une sorte de *vade mecum* du médecin-militaire (1), ces instructions diverses dont quelques-unes sont signées de noms connus dans la science, de celui de Valentine Mott, entre autres, le Nestor de la chirurgie américaine qui, peu de jours avant sa mort, a tracé les règles de l'administration des anesthésiques et de l'hémostasie chirurgicale. Reproduisant les études et les opinions des médecins et des chirurgiens européens, civils et militaires, les plus connus, les instructions circulaires ne présentent d'autre intérêt que la singularité de ce mode de propagation de la science, mode analogue à celui que la *Bible Society* a adopté pour la diffusion des saintes Écritures. Un tel système ne saurait manifestement avoir de résultats satisfaisants dans la pratique de l'art, où rien ne peut remplacer l'étude et l'expérience ; mais il peut très-certainement être utile et contribuer au maintien de la santé générale par la vulgarisation des règles hygiéniques, et les rappels multipliés à leur observation.

En même temps que les instructions circulaires, des ordres étaient donnés aux médecins et aux chirurgiens d'adresser au chirurgien général : 1° L'état des blessures, plaies et coups de feu, à la suite de chaque engagement, et l'état mensuel des malades et blessés par accident, ou seulement atteints de maladies chirurgicales, dans les corps de troupes ; 2° les rapports quadrimestriels sur les blessés existants et sur les opérations pratiquées dans tous les hôpitaux généraux et dans tous les postes hospitaliers ; 3° les rapports des directeurs médicaux des armées sur la marche du service et les perfectionnements susceptibles d'y être introduits, sur les nouvelles méthodes de traitement, sur les nouveaux procédés opératoires, les recherches anatomo-pathologiques, etc. Ces mesures ont eu pour effet de réu-

(1) *Military medical and surgical essays, prepared for the United-States Sanitary Commission.* Edited by William A. Hammond M.D., Surgeon général U. S. Army, etc. Philadelphia, 1864.

nir un nombre prodigieux d'observations et de faits qui serviront, sans aucun doute, à la solution des graves problèmes que présentent encore la médecine et la chirurgie actives des armées en campagne.

Tous les documents relatifs aux maladies qui sévirent dans l'armée de l'Union n'ont pas encore été dépouillés entièrement; les résultats qui en sont ressortis jusqu'à présent ne s'appliquent qu'aux deux premières années de la guerre, et les statistiques n'ont été dressées que pour les années 1861-62 et 1862-63, finissant au 30 juin.

Comme on pouvait s'y attendre, les chiffres de mortalité et de maladies diffèrent notablement dans les trois régions où les troupes furent campées et appelées à opérer. Dans la région du Pacifique embrassant tout le versant ouest des Montagnes-Rocheuses, les conditions où se trouvaient les troupes approchaient de celles de la paix. Dans la région centrale comprenant tout le grand bassin du continent limité par les Apalaches et les Montagnes-Rocheuses, bassin où se déroule le cours immense du Mississipi et de ses innombrables tributaires, l'armée du Tennessee et du Cumberland eurent à parcourir une vaste étendue de territoire qui rendit leurs approvisionnements difficiles; elles livrèrent les combats meurtriers de Shiloh et de la rivière Stone, et furent exposées à la fâcheuse influence des miasmes paludéens. Dans la région de l'Atlantique, enfin, s'étendant des pentes des Apalaches jusqu'à la mer, eurent lieu les nombreuses expéditions des côtes et se livrèrent les grandes batailles de l'armée du Potomac. C'est dans le centre que la mortalité a été la plus grande : elle s'est élevée à 80 pour 1000 pendant la première année; à 90 pour 1000 pendant la seconde. Sur l'Atlantique elle fut de 33 pour 1000 pendant la première année; de 41 pour 1000 pendant la seconde. Enfin, sur le Pacifique, la mortalité fut de 12 pour 1000 pendant la première année; de 8 pour 1000 pendant la seconde : cette mortalité est la même que celle des jeunes gens du même âge appartenant à la vie civile et que celle des troupes anglaises dans la Grande-Bretagne et l'Irlande d'après les rapports officiels de 1859 à 1862.

Le mouvement des malades, toujours si important à connaître pour les chefs d'armée, a été considérable : chaque soldat aurait été malade plusieurs fois par année. Le nombre des malades, pour toute l'armée, fut de 2966 pour 1000 pendant la première année ; de 2694 pour 1000 pendant la seconde. Sur le Pacifique, le nombre des malades fut de 2168 pour 1000 pendant la première année ; de 2123 pour 1000 pendant la seconde. Sur l'Atlantique, il fut de 2749 pour 1000 pendant la première année ; de 2563 pour 1000 pendant la seconde. Dans le centre, il s'éleva à 3422 pour 1000 pendant la première année ; à 2832 pour 1000 pendant la seconde. En temps de paix, la proportion des malades dans l'armée des États-Unis, d'après les documents annuels de 1840 à 1859, a été de 2558 pour 1000 : d'où il faut conclure que si le nombre des malades augmente peu en temps de guerre, les maladies acquièrent une gravité qui relève beaucoup la mortalité.

Si, pour se faire une idée de la mortalité et de la fréquence relative des maladies auxquelles ont été exposées les armées de l'Union, on consulte les statistiques médicales, on trouve pour l'année 1862 : fièvre typhoïde, 21 977, morts 5608 ; pneumonie, 11 061, morts 2134 ; diarrhée aiguë, 164 551, morts 227 ; diarrhée chronique, 15 815, morts 493 ; dysenterie aiguë, 32 237, morts 347 ; dysenterie chronique, 2611, morts 127 ; choléra, 4308, morts 33 ! scorbut, 1328, morts 9 ; ophthalmie, 8564. — Pendant l'année 1863, on trouve : fièvre typhoïde, 31 374, morts 10 467 ; fièvre des camps, 22 652, morts 1129 ; fièvre rémittente, 83 716, morts 1167 ; diarrhée aiguë, 373 927, morts 870 ; diarrhée chronique, 63 083, morts 7488 : dysenterie aiguë, 64 704, morts 922 ; dysenterie chronique, 8747, morts 1086; pneumonie, 20466, morts 4957 ; choléra, 8623, morts 96 ! scorbut, 7395, morts 90; ophthalmie, 20 478.

Les maladies les plus graves et les plus communes aux armées ont seules été mises ici sous les yeux. A première vue, ce qui attire par-dessus tout l'attention, c'est la diminution du nombre total des malades et l'accroissement peu considérable de la mortalité pendant la deuxième année de la guerre. L'accroissement de la mortalité n'est même pas en rapport avec celui de l'effectif des troupes. En effet, sur un effectif de 291 916 hommes, l'armée a perdu, pendant la première année 48,7 pour 1000, et sur un effectif de 644 508 hommes, elle a perdu, pendant la seconde année, 65,2 pour 1000. Pour que l'augmentation de ses pertes fut proportionnelle à celle de l'effectif, elle aurait dû s'élever à plus du double de ce qu'elle a été réellement. Encore nos confrères d'Amérique inclinent-ils à penser que la mortalité générale a diminué plutôt qu'augmenté pendant la troisième et pendant la quatrième année de la guerre. Ce sont là des faits en contradiction formelle avec l'observation générale qui, depuis longtemps, a constaté l'accroissement des maladies et de la mortalité dans les armées, à mesure que celles-ci sont plus nombreuses, et sont depuis plus longtemps en campagne. Comme on l'a fait pour l'armée anglaise pendant la guerre de Crimée 1854-56, faut-il attribuer ce résultat insolite au bien-être des troupes unionistes sans cesse augmenté par les libéralités de la Commission sanitaire, et par les efforts soutenus en hygiène comme en administration du corps de santé militaire, ou bien faut-il le considérer comme fortuit ? Cette incertitude sur un point aussi important, fait regretter l'empressement que nos confrères ont mis à produire leurs statistiques médicales, qui, en demeurant incomplètes, perdent nécessairement de leur valeur et de leur autorité.

Le groupement sous un même chef, *camp fever*, de toutes les maladies désignées dans les rapports sous le nom de typhus, fièvre typhique, fièvre typhoïde, fièvre rémittente, fièvre continue, n'est pas moins regrettable. Non qu'il puisse faire supposer que ces diverses maladies ne soient point discernées les unes des autres par nos confrères d'Amérique, mais il tend à ramener une confusion en partie dissipée par les travaux de Pringle sur les maladies des armées, et que les recherches de Casimir Broussais, de MM. Faure-Villar, Michel Lévy et Boudin sur la méningite, d'un grand nombre de médecins français, et notamment de M. Maillot sur les fièvres à quinquina, de Félix Jacquot et de quelques-uns de ses collègues sur le typhus de l'armée d'Orient avaient définitivement fait cesser. Le poison *malarial* qui paraît être, pour nos confrères de l'Union, très-complexe dans son essence, combiné aux affections intestinales et aux conditions de la vie des camps, a donné naissance, sous leurs yeux, à une trilogie pathologique qu'ils ont désignée sous le nom de *camp-typho-malarial-fever*, et dont, jusqu'à présent, ils n'ont pas encore indiqué le traitement.

La diarrhée et la dysenterie, soit aiguës, soit chroniques, ont été soumises aussi à la synthèse, et comprises très-fréquemment et indifféremment sous l'une ou l'autre dénomination. Ces maladies, qui constituèrent plus du quart de toutes les maladies relevées pendant la période de la guerre dont il est question, dont le nombre annuel fut de plus des trois quarts de l'effectif, et qui, après le *camp-typho-malarial-fever*, furent la principale cause de la mortalité, méritaient d'être étudiées et classées avec plus de soin. Quoi qu'il en soit, le régime et le changement de climat, ainsi que l'avaient observé Lind et tous les médecins français et anglais qui, depuis cet auteur, ont pratiqué dans les pays chauds, sont les éléments de traitement les plus importants de ces affections; aussi les malades qui en furent atteints dans les latitudes méridionales ont-ils été transportés dans le nord, autant que les besoins du service le permirent.

Les seules considérations dignes d'intérêt après les précédentes, sont la grande mortalité des pneumonies, la bénignité des cas assez nombreux de choléra qui se produisirent, le petit nombre des affections scorbutiques, la rapide augmentation des ophthalmies pendant la seconde année, l'absence enfin de toute épidémie grave. La seule affection qui se montra épidémiquement fut la rougeole des camps; elle donna pendant la première année 21 676 malades et 551 morts, ou 25,4 pour 1000; pendant la seconde année 16 345 malades et 1313 morts, ou 80,3 pour 1000; elle fut donc assez bénigne, et n'atteignit que les recrues ou les régiments nouvellement formés.

A l'encontre des statistiques médicales qui, nous l'avons déjà dit, ne comprennent que les résultats des deux premières années de la campagne, les statistiques chirurgicales sont complètes et se composent du relevé de toutes les blessures et de toutes les opérations nécessitées par elles pendant la durée entière de la guerre. Les rapports adressés à l'office du chirurgien général de l'Union portent le nombre total des blessés à 187 470, sans compter les morts sur le champ de bataille. Sur ce nombre, 87 822 blessures et 17 125 opérations ont été classées et suivies dans leurs résultats.

Il n'y a qu'un intérêt médiocre à savoir combien il y a eu de plaies de tête, de plaies de la face, du cou, de la poitrine, de l'abdomen, etc.; la seule chose à signaler dans l'exposé qui a été fait des blessures suivant les différentes régions qu'elles atteignent, c'est que l'expérience a conduit nos confrères d'Amérique à réhabiliter l'emploi du trépan dans le traitement des plaies de tête, tandis qu'elle les a ralliés à l'expérience européenne dans le traitement des diverses autres blessures du tronc et des cavités splanchniques. Mais, en revanche, il y a un grand intérêt à examiner comment ont été résolus, dans le Nouveau-Monde, les points litigieux de la chirurgie d'armée, à savoir : le traitement des fractures par coups de feu, et notamment des fractures du fémur, les indications des amputations et des résections et les résultats de ces opérations. Le tableau ci-contre est très-certainement un des plus dignes d'attention parmi ceux qui ont été dressés dans la circulaire n° 6, émanée de l'office du chirurgien général et résumant les faits chirurgicaux de la guerre; il donne le résultat de 2003 fractures du fémur par coups de feu et de 770 blessures du genou dont la terminaison est connue, sur 3106 cas compris dans les rapports faits au chirurgien général.

On a eu le tort de compter tous les cas dont le résultat est encore indéterminé, comme devant amener la mort, ce qui charge beaucoup la mortalité de certaines catégories de blessures. Néanmoins, la signification de ce tableau est de la dernière importance. Il en ressort : que dans les fractures du fémur par coup de feu intéressant l'articulation coxo-fémorale, l'amputation n'a pas donné de succès; la résection a réussi deux fois; les tentatives de conservation du membre n'ont pas encore été suivies de guérison, mais comptent quatorze cas non terminés. Dans les fractures du tiers supérieur du fémur par coup de feu, l'amputation a été moins favorable que la résection des extrémités osseuses, et cette dernière moins favorable encore que les tentatives de conservation qui comptent cependant 199 cas non terminés. Dans les fractures du tiers moyen du fémur par coup de feu, la résection des extrémités osseuses a eu peu de succès; l'amputation du membre qui

GENRE DE BLESSURES.	A RÉSULTAT CONNU.	TRAITEMENT PAR												TOTAL GÉNÉRAL.
		AMPUTATION.				RÉSECTION.				CONSERVATION.				
		Guéris.	Morts.	Indéterminés.	Mort pour 100.	Guéris.	Morts.	Indéterminés.	Mort pour 100.	Guéris.	Morts.	Indéterminés.	Mort pour 100.	
Fracture du fémur par coup de feu, intéressant l'articulation de la hanche..........	82	0	2	0	100	2	10	1	83,33	0	68	14	100	97
Fracture du tiers supérieur du fémur par coup de feu........	387	8	24	11	75	7	18	6	72	93	237	199	71,81	603
Fracture du tiers moyen du femur par coup de feu.......... ...	346	42	51	47	54,83	2	13	10	86,66	106	132	148	55,46	551
Fracture du tiers inférieur du fémur par coup de feu..	418	131	112	117	46,09	1	1	0	50	72	101	137	57,79	672
Coups de feu du genou, avec ou sans fracture.	770	121	331	266	73,23	1	9	1	90	50	258	146	83,73	1183
	2003	302	520	441	63,26	13	51	18	79,68	321	796	644	71,26	3106

compte 47 cas non terminés, n'a pas d'avantage sur les tentatives de conservation, dont le nombre des cas non terminés s'élève à 148. Enfin, dans les fractures par coup de feu du tiers inférieur du fémur, les résultats de l'amputation et des tentatives de conservation paraissent ne pas devoir différer d'une manière sensible. Quant au traitement des blessures du genou par coup de feu, avec ou sans fracture, l'amputation donne des résultats moins malheureux que les tentatives de conservation et surtout que la résection de l'articulation.

D'une manière générale on peut donc dire que dans les cas de fractures du fémur par coup de feu, le traitement par la conservation du membre l'emporte d'autant plus sur le traitement par l'amputation que le membre a été fracturé dans un lieu plus élevé : on peut dire aussi que dans les blessures du genou par coup de feu, avec ou sans fracture, l'amputation expose moins les jours du blessé que les tentatives de conservation du membre ou la résection de l'articulation. Ces conclusions sont celles auxquelles est arrivé depuis longtemps l'auteur de cet article, et qu'il a cherché à faire prévaloir dans ses divers travaux sur la chirurgie d'armée et sur les amputations en général (1).

Le nombre des amputations pratiquées pendant la guerre s'élève à environ 16 000, sur lesquelles 13 397 ont été exactement déterminées; les résultats de 9705 de ces dernières sont connus. Le tableau statistique dans lequel ces 9705 amputations sont classées, expose le lecteur peu attentif à de singulières illusions; ainsi : les amputations de l'extrémité supérieure ont donné une mortalité de 13,70 pour 100, et les amputations de l'extrémité inférieure ont donné une mortalité de 24,57 pour 1000.

(1) Voy. *Arch. de médecine*, t. XIII, 1859 ; *Dictionnaire encyclopédique des sciences médicales*, t. III, article AMPUTATION, et *Traité de chirurgie d'armée*. Paris, 1863, p. 684.

Lorsqu'on cherche la cause de cette infériorité merveilleuse des moyennes de mortalité, on s'aperçoit qu'elle est due à la réunion sous un même chef, *amputation de l'extrémité supérieure* ou *amputation de l'extrémité inférieure*, d'opérations d'une gravité bien différente. Les relevés statistiques d'amputations, pour être utiles, ne doivent comprendre que des opérations d'une gravité analogue : si, comme le relevé en question, ils additionnent, pour en confondre les résultats, les amputations des phalanges ou des doigts dont la mortalité moyenne est de 1,60 pour 100, avec la désarticulation de l'épaule, donnant 39,24 morts pour 100 opérés, et les amputations des orteils dont la moyenne de mortalité est de 0,75 pour 100, avec la désarticulation coxo-fémorale donnant 85,71 morts pour 100 opérés, ils ne sont plus l'expression la plus probable de la vérité scientifique, mais des trompe-l'œil n'abusant que la vanité ou n'accusant que l'impéritie de leurs auteurs.

C'est isolément qu'il faut examiner chacune des amputations : les résultats partiels qu'elles ont donnés sont assez beaux pour que nos confrères d'Amérique ne produisent pas des résultats collectifs qu'ils seraient les premiers à regretter de voir porter le doute dans l'esprit des chirurgiens expérimentés.

Les amputations du membre supérieur n'offrent aucune particularité à noter, sinon le succès de toutes les amputations, au nombre de 19, pratiquées dans l'articulation du coude : heureuse sanction de l'opinion favorable émise sur cette opération par Dupuytren et Malgaigne, et soutenue par l'auteur de cet article appuyé sur sa propre expérience et sur celle de M. Salleron, à l'armée d'Orient.

Les observations et les faits relatifs aux amputations du membre inférieur, prêtent davantage à la controverse ; tels sont : les bons résultats de l'amputation sus-malléolaire et de l'amputation de la jambe dans les condyles du tibia, conseillée par Larrey père, constatés sur un nombre de cas malheureusement peu considérable; la réhabilitation de la désarticulation du genou, fondée sur 52 guérisons obtenues dans 132 opérations; la supériorité des amputations primitives de la cuisse sur les amputations consécutives faites à toutes les périodes de la maladie; enfin, le succès de deux désarticulations de la cuisse, pratiquées immédiatement.

Mais les documents chirurgicaux, bien qu'ils soient réunis, sont encore loin d'être complets, et le moment, le lieu et le résultat des opérations ont besoin d'être vérifiés et contrôlés par de nouvelles recherches. Aussi ne peut-on, jusqu'à présent, que signaler les desiderata des faits recueillis, sans en tirer aucune conclusion radicale. Il est vivement à souhaiter que la relation des deux cas de désarticulation primitive de la hanche suivis de succès, cas uniques dans l'histoire de l'art, soit publiée *in extenso.* Un seul de ces cas, dû au docteur Edward Shippen, chirurgien volontaire de l'armée fédérale, est rapporté avec détail; l'autre, attribué au docteur E. S. Fenner, de l'armée des confédérés, n'est que simplement inscrit dans les statistiques. Or, on sait quelles erreurs les statistiques peuvent renfermer; témoin la statistique générale que nos confrères d'Amérique donnent de la mortalité des désarticulations de la hanche, pour coups de feu, pratiquées en Europe, statistique paraissant hâtivement établie et sur les imperfections de laquelle il est inutile d'insister, parce qu'elle sera, sans aucun doute, rectifiée dans les travaux particuliers à chaque opération qui doivent être publiés.

Les données fournies par la guerre des États-Unis sur les résections articulaires sont d'une importance capitale, en ce qu'elles justifient les réserves établies par les chirurgiens militaires européens, notamment par les chirurgiens militaires français, à l'endroit de ces opérations pratiquées en campagne. Les résultats des résections faites en Amérique ont été généralement peu satisfaisants, si l'on en excepte ceux de la résection de la tête de l'humérus. Ainsi le résultat de la résection du poignet laisse beaucoup à désirer au point de vue de l'utilité du membre conservé; la mortalité des résections du coude est plus élevée que celle des amputations du bras; celle des résections du cou de pied plus élevée que celle de l'amputation de la jambe; celle de la résection du genou, enfin, plus élevée que celle de l'amputation de la cuisse. La résection de la tête du fémur elle-même qui, jusqu'à présent, semblait devoir être préférée à l'ablation du membre, est restée au-dessous de la plus grave des mutilations : pratiquée 32 fois, elle a donné 4 guérisons, ou 12,5 guéris pour 100, tandis que la désarticulation de la hanche pratiquée 21 fois, a donné 3 guérisons ou 14,2 guéris pour 100.

Quant aux résections dans la continuité des diaphyses, elles ont été moins heureuses encore que les résections articulaires; aussi sont-elles définitivement condamnées par nos confrères d'Amérique, se ralliant à l'opinion des chirurgiens expérimentés de l'Europe. Malgré l'épreuve défavorable des résections articulaires qui vient d'être faite aux États-Unis, il ne faut pas conclure, dès aujourd'hui, au rejet absolu de ces opérations de la pratique chirurgicale aux armées : les résections sont encore de fraîche date en médecine opératoire, et la chirurgie conservatrice est à peine acceptée dans la pratique; leurs indications mêmes sont encore peu répandues. Quand la chirurgie conservatrice, sortie du champ de l'expérimentation, aura passé dans celui de l'expérience, elle répondra très-probablement aux espérances restreintes, mais bien fondées, qu'elle inspire aux praticiens éclairés.

Il existe encore, c'est le dernier à noter, un document chirurgical précieux de la guerre d'Amérique; il a trait aux ligatures d'artères pratiquées pour des hémorrhagies secondaires, accident dont la fréquence a été signalée tout particulièrement par l'auteur de cet article, à la suite des plaies par armes à feu. Sur trois ligatures de l'iliaque primitive, une a été pratiquée pour une hémorrhagie secondaire; les deux ligatures de l'iliaque interne qui ont été faites, l'ont été pour des hémorrhagies secondaires; sur quatorze ligatures de l'iliaque externe, on n'en cite qu'une pour hémorrhagie secondaire, tandis que sur trente-cinq ligatures de l'artère sous-clavière, trente-une ont été opposées à des hémorrhagies secondaires. Les renseignements manquent sur les conditions qui ont nécessité les ligatures d'artères dans les autres cas, mais le court aperçu qui précède autorise à croire que c'est pour des hémorrhagies secondaires que ces opérations ont été généralement pratiquées. Toutes les ligatures d'artères faites aux États-Unis sont au nombre de 403; elles ont donné 163 guérisons : mais ici, comme lorsqu'il s'agit d'amputations, il ne faut pas comparer des faits qui ne sont pas comparables et confondre dans une moyenne unique de mortalité, celle de la ligature du tronc carotidien et celle de la ligature de l'artère radiale.

Ainsi donc, explorateurs hardis des voies ouvertes à la chirurgie opératoire, quelque peu attardés dans les chemins battus de la pathologie médicale des camps, nos confrères de l'Union sont néanmoins arrivés, il faut le reconnaître et le proclamer, à maintenir les troupes en campagne dans un état sanitaire que les nations européennes considèrent, même en temps de paix, comme très-satisfaisant. Le peuple américain n'a pas eu d'enfance; né adulte, il a bénéficié de l'expérience acquise par l'ancien monde, et, libre de traditions, il n'a point hésité à l'appliquer. Les éléments qui ont concouru à limiter la moyenne générale de la mortalité des malades et blessés à 6,5 pour 100 dans les hôpitaux de première ligne, et à la faire descendre à 2,9 pour 100 environ dans les hôpitaux de seconde ligne, ces éléments, il est vrai, sont très-complexes. Cependant, c'est par le développement le plus large des moyens hygiéniques que l'intervention de la Commission sanitaire et la libre action du corps de santé de l'armée se sont principalement manifestées.

Ressources en argent considérables; approvisionnements abondants de vivres frais; sollicitude constante pour le bien-être du soldat valide ou malade; secours rapides aux malades et aux blessés; facilité de les transporter, par les véhicules les plus doux, sur terre, sur les voies ferrées ou par eau; établissement d'hôpitaux-baraques en bois, neufs, construits pour leur destination, et dont les avantages incontestables suggèrent l'idée de ne faire, même en temps de paix, que des hôpitaux temporaires, en matériaux légers et peu coûteux, d'une installation aussi prompte que facile, devant être démolis tous les dix ans et destinés à remplacer, sans plus de frais, ces monuments dispendieux de la charité publique que l'on érige lentement et qui, infectés par une occupation constante, finissent par être imprégnés d'un méphitisme séculaire; dissémination des malades; nul encombrement des hôpitaux et ambulances; précautions prises par le changement de climat, contre les rechutes de maladies endémiques; mesures assurant aux recrues et aux congédiés qui voyagent isolément le vivre et le couvert; substitution, pour les invalides, de la vie de famille à la vie en commun, voilà l'ensemble des conditions physiques et morales qui a été réalisé dans les armées américaines et les a fait jouir d'un état sanitaire insolite et complétement inconnu dans les armées européennes.

Il nous a paru intéressant de mettre ces faits en lumière et juste de faire à la spontanéité américaine sa part; mais la même justice nous invite à ajouter qu'en y regardant de près, la suggestion de la plupart de ces mesures est partie d'Europe. Nos hygiénistes français ont fourni plus d'une idée, plus d'une occasion à l'initiative américaine et il ne leur a manqué pour la devancer, dans des circonstances plus ou moins analogues, qu'un milieu plus favorable à leur propre action, à l'autonomie du service médical.

Paris — Imprimerie de E. MARTINET, rue Mignon, 2

www.ingramcontent.com/pod-product-compliance
Ingram Content Group UK Ltd.
Pitfield, Milton Keynes, MK11 3LW, UK
UKHW012305240726
13966UKWH00004B/1661